AF151883

BEI GRIN MACHT SICH IHR
WISSEN BEZAHLT

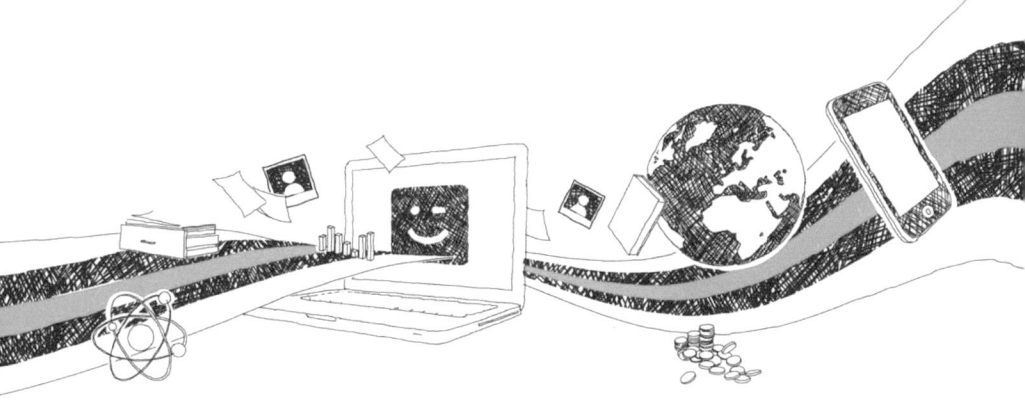

- Wir veröffentlichen Ihre Hausarbeit,
  Bachelor- und Masterarbeit

- Ihr eigenes eBook und Buch -
  weltweit in allen wichtigen Shops

- Verdienen Sie an jedem Verkauf

Jetzt bei www.GRIN.com hochladen
und kostenlos publizieren

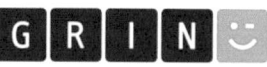

Ina Schäfer

GKV-Finanzierung: Die Auswirkungen des demographischen Wandels auf die gesetzliche Krankenversicherung

GRIN Verlag

Bibliografische Information der Deutschen Nationalbibliothek:

Die Deutsche Bibliothek verzeichnet diese Publikation in der Deutschen National-
bibliografie; detaillierte bibliografische Daten sind im Internet über http://dnb.d-
nb.de/ abrufbar.

Dieses Werk sowie alle darin enthaltenen einzelnen Beiträge und Abbildungen
sind urheberrechtlich geschützt. Jede Verwertung, die nicht ausdrücklich vom
Urheberrechtsschutz zugelassen ist, bedarf der vorherigen Zustimmung des Verla-
ges. Das gilt insbesondere für Vervielfältigungen, Bearbeitungen, Übersetzungen,
Mikroverfilmungen, Auswertungen durch Datenbanken und für die Einspeicherung
und Verarbeitung in elektronische Systeme. Alle Rechte, auch die des auszugsweisen
Nachdrucks, der fotomechanischen Wiedergabe (einschließlich Mikrokopie) sowie
der Auswertung durch Datenbanken oder ähnliche Einrichtungen, vorbehalten.

Impressum:

Copyright © 2012 GRIN Verlag GmbH
Druck und Bindung: Books on Demand GmbH, Norderstedt Germany
ISBN: 978-3-656-35205-1

Dieses Buch bei GRIN:

http://www.grin.com/de/e-book/207870/gkv-finanzierung-die-auswirkungen-des-
demographischen-wandels-auf-die

GRIN - Your knowledge has value

Der GRIN Verlag publiziert seit 1998 wissenschaftliche Arbeiten von Studenten, Hochschullehrern und anderen Akademikern als eBook und gedrucktes Buch. Die Verlagswebsite www.grin.com ist die ideale Plattform zur Veröffentlichung von Hausarbeiten, Abschlussarbeiten, wissenschaftlichen Aufsätzen, Dissertationen und Fachbüchern.

Besuchen Sie uns im Internet:

http://www.grin.com/

http://www.facebook.com/grincom

http://www.twitter.com/grin_com

GKV-Finanzierung

Die Auswirkungen des demographischen Wandels

auf die gesetzliche Krankenversicherung

Prüfungstermin, der 13. August 2012

Vorgelegt in der Modulprüfung Struktur des Gesundheitswesens

Seminar für Sozialpolitik

Universitätsstr. 77

Universität zu Köln

Köln, den 13. August 2012

Inhaltsverzeichnis

Abkürzungsverzeichnis

GKV   gesetzliche Krankenversicherung

PKV   private Krankenversicherung

1. Einleitung

Die GKV ist das älteste soziale Sicherungssystem und unterlag seit der Einführung am 15. Juni 1983 mehreren Reformierungen.[1] Diese Arbeit untersucht die erst kürzlich in Kraft getretene Gesundheitsreform und konzentriert sich auf die Auswirkungen des demographischen Wandels, insbesondere auf der Einnahmen- und Ausgabenseite der GKV. Im letzten Abschnitt werden alternative Reformvorschläge dargelegt.

2. Finanzierung der GKV

Die Finanzierung der GKV erfolgt anhand des Umlageverfahrens, das auf der Grundlage eines Generationenvertrages basiert.[2] Dabei sollen die laufenden Ausgaben durch eingenommene Beitragszahlungen der erwerbsfähigen Generation gedeckt werden.[3] Die einkommensabhängigen Beiträge der Erwerbstätigen, sowie der Rentner und freiwillig Versicherten, fließen dem seit Anfang 2011 implementierten Gesundheitsfond zu, ebenso wie die steuerfinanzierten Bundeszuschüsse. Der Gesundheitsfond verteilt die Einnahmen über eine Grundpauschale zuzüglich risikospezifischer Zu- und Abschläge pro Versicherungsnehmer an die jeweiligen Krankenkassen. Übersteigen die Zuweisungen den Finanzierungsbedarf der Kassen, so können Prämien an die Mitglieder weitergegeben werden. Besteht jedoch höherer Deckungsbedarf, so müssen die Krankenkassen einen pauschalen Zusatzbeitrag erheben.[4]

Der kürzlich eingeführte Gesundheitsfond weist trotz aller Reformbemühen weiterhin erhebliche Defizite bezüglich der Finanzierung auf. Die Beitragsbemessungsgrenze veranlasst höhere Einkommensschichten, die zumeist ein gutes Risiko darstellen, die GKV zu verlassen, wodurch nicht nur ein erheblicher Beitragsanteil entgeht, sondern sich auch der Risikoausgleich verschlechtert. Die steuerliche Finanzierung über den Bundeszuschuss weist zwar aufgrund der Einkommensteuer eine Umverteilung von höheren zu niedrigen Einkommen auf, aber die Finanzierung aus der Konsumsteuer sorgt wiederum für eine zusätzliche Belastung der niedrigeren Einkommensschicht, die einen erheblich größeren Anteil ihres Einkommens für Konsumgüter verwenden, als die höhere Einkommensschicht.[5] Die demographischen Struktureffekte üben weiteren Druck auf die erwerbstätigen Beitragszahler aus, die im nächsten Abschnitt ausführlich erläutert werden.

---

[1] Vgl. Poullain 2011, S. 5ff.
[2] Vgl. Fetzer/Moog/Raffelhüschen 2001, S. 2f.
[3] Vgl. Polster 2010, S. 268.
[4] Vgl. Lehmann 2009, S. 21f.
[5] Vgl. Porter/Guth, S. 10f.

3. Auswirkung des demographischen Wandels auf die GKV

Der demographische Wandel beschreibt die strukturellen Entwicklungen der Bevölkerung im Zeitablauf. Die entscheidenden Faktoren, die den größten Einfluss auf den Strukturwandel ausüben, sind im Allgemeinen die Mortalität, die Fertilität sowie die Migration.[6] In Deutschland stellt, vor allem die steigende Lebenserwartung und die anteilig höhere Zunahme der älteren Bevölkerungsschicht aufgrund von sinkenden Geburtenraten, die größten Herausforderungen im sozialen Gesundheitssystem dar.

Die Lebenserwartung der deutschen Bevölkerung hat sich in den letzten hundert Jahren mehr als verdoppelt. Die durchschnittliche Lebenserwartung Neugeborener, sowie älterer Menschen weist aufgrund einer guten Gesundheitsversorgung einen starken positiven Trend auf.[7] Die Geburtenrate hingegen sank nach der Baby-Boom Phase in den 60er Jahren aufgrund der veränderten Familieneinstellung und der Verbreitung der Antibaby-Pille um fast die Hälfte, von 2,5 auf 1,4 Kinder pro Frau.[8] Das durchschnittliche Alter der Mutter bei der ersten Geburt beträgt derzeit 29,2 Jahre.[9] Der pyramidenförmige Altersaufbau der Bevölkerung zu Beginn des 20 Jahrhunderts, droht im Jahre 2060 eine urnenförmige Gestalt anzunehmen, die sich fast umgekehrt beschreiben lässt.[10] Das geringe Nachwachsen der jungen Generationen und die zeitgleich stetig wachsende Lebenserwartung der älteren Generationen, werden auch als doppelte Alterung bezeichnet.[11] Die umlagefinanzierte GKV erfährt aufgrund des demographischen Strukturwandels erhebliche Finanzierungsprobleme, da der ansteigende Rentenquotient zu einer stärkeren Belastung der Erwerbstätigen führt. Dies ist auf die signifikant niedrigere Beitragszahlung der Rentner und auf den höheren gesundheitlichen Bedarf im Verhältnis zu den Erwerbstätigen zurückzuführen.[12] Die einzige Möglichkeit die Ausgaben zu finanzieren und somit die Nachhaltigkeit des Generationenvertrages zu sichern, ist die stetige Beitragserhöhung in der GKV. Die Studien zur Beitragsentwicklung in der GKV gehen in 2050 von einem Beitragssatz von maximal 43% des Bruttoeinkommens aus.[13] Die Belastung der Versicherten wäre enorm und die Unternehmen, welche die Beiträge mitfinanzieren, würden erheblich an internationaler Wettbewerbsfähigkeit verlieren.

---

[6] Vgl. Poullain 2011, S. 18.
[7] Vgl. Poullain 2011, S. 19.
[8] Vgl. Pötzsch 2012, S. 6.
[9] Vgl. Pötzsch 2012, S. 11.
[10] Vgl. Statistisches Bundesamt 2011, S. 28.
[11] Vgl. Fetzer/Raffelhüschen 2002, S. 255.
[12] Vgl. Ulrich 2003, S.6.
[13] Vgl. Sauerland/Wübker 2010, S. 5.

Das heutige Morbiditätsniveau weist ab einem Alter von 53 Jahren einen rapiden Anstieg auf, insbesondere in der letzten Lebensphase sind die Gesundheitsausgaben besonders hoch. Tendenziell fragen ältere Menschen, die meist an Multimorbidität und chronischen Erkrankungen leiden, vermehrt Gesundheitsleistungen nach. Folglich implizieren die steigende Lebenserwartung und der Anstieg der älteren Bevölkerungsschicht ebenfalls einen demographischen Ausgabeneffekt und somit höhere Pro-Kopf-Ausgaben.[14] Die entscheidende Frage ist, wie wird sich der Gesundheitszustand der Älteren in Folge der positiven Entwicklung der Lebenserwartung verändern.[15] Zur Beantwortung dieser Frage finden sich in der Literatur zwei vorherrschende Ausführungen anhand der Kompressions- und der Medikalisierungsthese, wobei die Kompressionsthese eine stärkere empirische Evidenz genießt.[16] Die Kompressionsthese beschreibt, dass aufgrund der zunehmenden Verbesserung der Lebensqualität und des medizinischen Fortschritts, sich die Phase der stärkeren Morbidität und somit der hohe Bedarf an gesundheitlichen Leistungen in die letzten Lebensjahre unmittelbar vor dem Tod verschieben. Die Gesundheitsausgaben bleiben somit während der gesamten Lebenszeit unverändert. Demgegenüber steht die Medikalisierungsthese, die von einem Anstieg der Gesundheitsausgaben infolge der zunehmenden Lebenserwartung ausgeht. Die zusätzlich gewonnenen Lebensjahre implizieren eine stärkere Einschränkung des Gesundheitszustandes und einen Anstieg chronischer Erkrankungen.[17] Aufgrund von fehlenden Längsschnittdaten lässt sich jedoch keine der beiden Thesen eindeutig beweisen.[18] Jedoch finden sich in wissenschaftlichen Studien Anhaltspunkte für die eine oder andere These. Der stationäre Bereich weist jedoch eine klare Tendenz zur Medikalisierungsthese auf, wobei die ambulante Gesundheitsversorgung zur Kompressionsthese tendiert. Die Ausgaben der stationären als auch der ambulanten Einrichtungen stellen die größten Kostenblöcke des Gesundheitssystems dar. Unabhängig jedoch von den beiden Annahmen führt der demographische Wandel zu einer zunehmenden Schadenserwartung, die bei der Reformierung berücksichtigt werden sollte.[19]

4. Alternative Reformkonzepte

Das Umlageverfahren der GKV, das auf eine kurzfristig ausgerichtete Einnahmen- und Ausgabenpolitik aufbaut, versperrt den Weg zu einer langfristigen und strukturverändernden Finanzierungspolitik und verursacht erhebliche Lastverschiebungen auf die zukünftigen Genera-

---

[14] Vgl. Ulrich 2003, S. 8.
[15] Vgl. Poullain 2011, S. 24.
[16] Vgl. Nöthen 2011, S. 666.
[17] Vgl. Niehaus 2006, S. 3f.
[18] Vgl. Fetzer 2001, S. 11.
[19] Vgl. Braun/Schumann 2007, S. 190.

tionen.[20] In diesem Abschnitt werden alternative Reformvorschläge in Hinblick auf das deutsche Gesundheitssystem diskutiert.

4.1 Gesundheitsprämienmodell

Das Gesundheitsprämienkonzept schlägt einen einkommensunabhängigen Beitrag, auch Kopfpauschale genannt, vor. Dieser soll wie auch bisher unabhängig vom jeweiligen Risikoprofil des Versicherten gezahlt werden. Die Höhe der Prämie richtet sich nach den durchschnittlichen Ausgaben der Krankenkasse. Dementsprechend können die Beiträge zwischen den einzelnen Kassen variieren, wodurch sich der Wettbewerb erhöht und folglich eine effizientere Kassenführung einstellt. Anders als bisher, sollen auch nicht erwerbstätige Familienmitglieder in die Kassen einzahlen, die Kinder sollen jedoch weiterhin beitragsfrei mitversichert werden.[21] Die stärkere Belastung der einkommensschwachen Versicherten durch die Kopfpauschale, soll durch einen steuerfinanzierten Zuschuss kompensiert werden. Das bestehende Umlageverfahren und das duale Versicherungssystem mit der GKV und PKV sollen weiterhin beibehalten werden. Die Entkopplung von den Lohnkosten aufgrund einer pauschalen Prämie würde zu einer erheblichen Entlastung des Faktors Arbeit führen und daher den Arbeitsmarkt entlasten, sowie die Wettbewerbsfähigkeit der Unternehmen auf der internationalen Ebene erhöhen.[22] Ein konstanter Arbeitgeberanteil impliziert auf der anderen Seite, dass die zukünftigen Ausgabensteigerungen vollständig auf die Versicherten entfallen, wodurch die Belastungswirkungen auf die einkommensschwache Schicht höher ausfallen werden.[23] Das Gesundheitsprämienmodell soll laut ehemaligen Gesundheitsminister Rösler eine viel bessere Finanzierungsgerechtigkeit gewähren, indem die Subventionierung der niedrigen Einkommensgruppe über Steuermittel alle Steuerzahler einschließt, eben auch die Privatversicherten. Der Subventionierungsumfang der Einkommensschwachen wird auf 40 Mrd. Euro geschätzt, was in Hinblick auf die staatliche Haushaltskrise nicht zu verwirklichen wäre. Darüber hinaus fällt die steuerliche Belastung der höheren Einkommen in Verhältnis zu den niedrigeren eher schwächer aus, als erwünscht. Die Besserverdienenden zahlen zwar absolut mehr aufgrund der Einkommensbesteuerung, aber trotzdem die gleiche Konsumsteuer wie die Einkommensschwachen. Zu berücksichtigen ist auch, dass die sozial Minderbemittelten einen höheren Einkommensanteil für den Konsum ausgeben.[24] Durch die Einschränkung der Um-

---

[20] Vgl. Fetzer 2001, S. 3.
[21] Vgl. Löbbert 2006, S. 138f.
[22] Vgl. Richter 2007, S. 9.
[23] Vgl. Irmer 2009, S.62.
[24] Vgl. Butterwegge 2012, S. 395.

verteilungseffekte, die sich infolge der Kopfpauschale ausschließlich auf die Umverteilung von Gesunden zu Kranken begrenzen, entstehen nur noch mehr Gerechtigkeitsdefizite und soziale Ungleichheiten. Die demographischen Struktureffekte finden in diesem Modell ebenfalls keine ausreichende Berücksichtigung[25], da eine einheitliche Prämie für Rentner in Bezug auf die Rentenentwicklung undenkbar wäre. Im Gegenteil würde sich die Belastung auf die Erwerbstätigen zusätzlich erhöhen, da sie auch die Beiträge ihrer nicht erwerbstätigen Familienangehörigen zu tragen gezwungen wären.

4.2 Bürgerversicherung

Ziel dieses Modells ist es, den bisherigen Personenkreis auszuweiten, indem alle Bürger zu einem einheitlichen Beitragssatz in einer Bürgerversicherung versichert werden. Zum Versichertenkreis sollen neben den GKV-Versicherten, auch die Arbeitnehmer einbezogen werden, dessen Einkommen die Beitragsbemessungsgrenze übersteigt, sowie Selbstständige und Beamte. Durch die Einbeziehung aller Bürger entfällt die Beitragsbemessungsgrenze und es erfolgt eine zusätzliche Ausdehnung der Beitragsbemessungsgrundlage, indem zusätzlich zum arbeitspflichtigen Einkommen die Miet-, Zins- und Kapitaleinkünfte in die Beitragsbemessung einfließen. Die paritätische Finanzierung der Beiträge durch den Arbeitnehmer und Arbeitgeber soll weiterhin Bestand haben, sowie die beitragsfreie Mitversicherung der nicht erwerbstätigen Ehepartnern und Kindern.[26] Die Einführung der Bürgerversicherung impliziert eine strukturelle Veränderung des dualen Versicherungssystems in Deutschland, da aufgrund einer einheitlichen Bürgerversicherung die PKV aus dem Gesundheitssystem langfristig rationalisiert wird. Die Bürgerversicherung zielt nicht nur auf die Beseitigung bestehender Gerechtigkeitslücken im Finanzierungssystem ab, indem sie höhere Einkommensgruppen, sowie andere Statusgruppen zum Solidaritätsausgleich verpflichtet, sondern richtet ihren Fokus ebenfalls auf ein gerechtes Versicherungssystem, womit sie einen besseren Risikoausgleich durch die Einbeziehung der Besserverdiener, die im Gegensatz zu den GKV-Versicherten ein besseres Risikoprofil aufweisen, fördert.[27] Die Umlagefinanzierung soll auch in dieser Versicherungsreform weiterhin bestehen. Jedoch wird aufgrund der Finanzierungsausweitung über das Erwerbs- und Kapitaleinkommen die demographische Strukturveränderung mit einbezogen. Diese Ausweitung bietet sogar Möglichkeiten einer Beitragssenkung und bewirkt damit

---

[25] Vgl. Irmer 2009, S. 60.
[26] Vgl. Löbbert 2006, S. 37.
[27] Vgl. Gerlinger 2010.

nicht nur eine Entlastung der Erwerbstätigen, sondern auch deren Arbeitgeber.[28] Die Kritikpunkte zu diesem Modell beziehen sich vor allem auf die Benachteiligung der PKV und ihrer Mitglieder. Infolge des Versicherungszwangs der Bürgerversicherung wird die PKV aus der Gesundheitssparte heraus gedrängt. Ihr bleibt nur noch die Option Zusatzversicherung als Ergänzung zum gesetzlichen Leistungskatalog anzubieten. Außerdem wären die Mitglieder der PKV aufgrund ihres guten Risikos gezwungen sich ebenfalls an den Kosten des Gesundheitssystems zu beteiligen, was aus solidarischen Gründen eher positiv interpretiert werden kann.[29]

5. Fazit

Die neuen Reformvorschläge sind aufgrund ihrer Kritik noch nicht marktreif. Die Einführung einer einkommensunabhängigen Gesundheitsprämie des damaligen Gesundheitsministers ist misslungen, wofür seine Partei die Niederlegung seines Amtes verlangte. Die Befürworterin der Bürgerversicherung Ulla Schmidt ist ebenfalls nicht mehr im Amt. Die GKV benötigt jedoch neue Reformierungen, um die Auswirkungen des demographischen Wandels in Zukunft bewältigen zu können.

---

[28] Vgl. Richter 2007,S. 8.
[29] Vgl. Gerlinger 2010.

Literaturverzeichnis

Braun, G. E., Schumann, A. 2007: Perspektiven der ambulant ärztlichen Versorgung vor dem Hintergrund des Demographischen Wandels, in: Stand und Perspektiven der öffentlichen Betriebswirtschaftslehre II, hrsg. Bräunling, D. und Greiling, D. S. 184 – 200, wissenschafts-Verlag, Berlin.

Butterwegge, C. 2012: Krise und Zukunft des Sozialstaates, 4. Aufl., Springer Fachmedien Verlag, Wiesbaden.

Fetzer, S., Moog, S., Raffelhüschen, B. 2001: Zur Nachhaltigkeit der Generationenverträge: Eine Diagnose der Kranken- und Pflegeversicherung, in: Diskussionsbeiträge des Instituts für Finanzwissenschaft Freiburg, Vol. 99, Freiburg.

Fetzer, S., Raffelhüschen, B. 2005: Zur Wiederbelebung des Generationenvertrags in der gesetzlichen Krankenversicherung: die Freiburger Agenda, in: Perspektiven der Wirtschaftspolitik, Oxford, Vol. 6, S. 255 – 274.

Gerlinger, T. 2010: Die Finanzierung der gesetzlichen Krankenversicherung: Reformbedarf und Reformkonzepte, in: Gegenblende – Das gewerkschaftliche Debattenmagazin, http://www.gegenblende.de/09-2011/archiv/04-2010/++co++476c21c6-9a4d-11df-4db3-001ec9b03e44, (10.08.2012 11:21).

Irmer, M. 2009: Die richtige Medizin für das kranke Gesundheitssystem: Bürgerversicherung – Prämienmodell – Alternativkonzept?, 1.Aufl., Diplomica Verlag, Hamburg.

Lehmann, J. C. 2009: Mehr Wettbewerb im Gesundheitswesen? Selektives Kontrahieren und die Zukunft der Krankenhausversorgung nach der Konvergenzphase 2009, 1. Aufl., Igel Verlag, Hamburg.

Löbbert, H. 2006: Die Auswirkungen des demographischen Wandels auf die sozialen Sicherungssystemen: Reformoptionen und Simulationsstudien für Deutschland, in: Wirtschaftspolitik in Forschung und Praxis, Band 29, Kovac, Frankfurt.

Nöthen, M. 2011: Hohe Kosten im Gesundheitswesen. Eine Frage des Alters?, Statistisches Bundesamt, S. 665 – 675, Wisbaden.

Polster, A. 2010: Gesundheitspolitik: Grundrisse einer nachhaltigen und gerechten Finanzierung der gesetzlichen Krankenversicherung, in Jahrbuch für die Ordnung von Wirtschaft und Gesellschaft, Bd. 61, S. 267 – 285.

Porter, M. J., Guth, C. 2012: Chancen für das deutsche Gesundheitssystem: Von Partikularinteressen zu mehr Patientennutzen, 1.Aufl, Springer Verlag, Berlin.

Pötzsch, O. 2012: Geburten in Deutschland, Januar 2012, Statistisches Bundesamt, Wiesbaden.

Poullain, H. 2011: Die Auswirkungen des demographischen Wandels auf die gesetzliche Krankenversicherung, 1. Aufl., Diplomica Verlag GmbH, Hamburg.

Richter, W. F. 2007: Der Gesundheitsfond als Kernstück einer Reform, Universität Dortmund.

Sauerland, D., Wübker, A. 2010: Die Entwicklung der Ausgeben in der Gesetzlichen Krankenversicherung bis 2050 – bleibende Herausforderung für die deutsche Gesundheitspolitik, in: discussion paper Fakultät für Wirtschaftswissenschaft, Vol. 4, Witten.

Statistisches Bundesamt 2011: Herausforderungen des demographischen Wandels: Expertise im Auftrag der Bundesregierung, Bonifatius GmbH, Paderborn.

Ulrich,V. 2003: Demographische Effekte auf Ausgaben und Beitragssatz der GKV, in: Wirtschaftswissenschaftliche Diskussionspapiere der Universität Beyreuth, Nr. 09-03, Beyreuth.